~~RÈGLE~~MENT ET COUTUMIER

DU

GRAND SÉMINAIRE

DE ROUEN

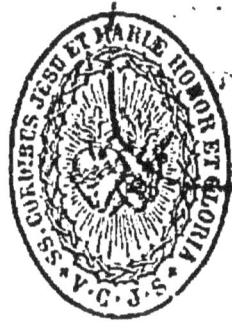

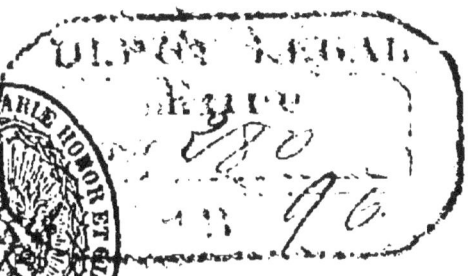
ROUEN

AU GRAND SÉMINAIRE

—

1896

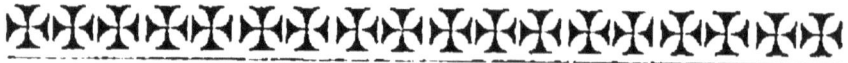

Règlement et Coutumier

DU

SÉMINAIRE DE ROUEN

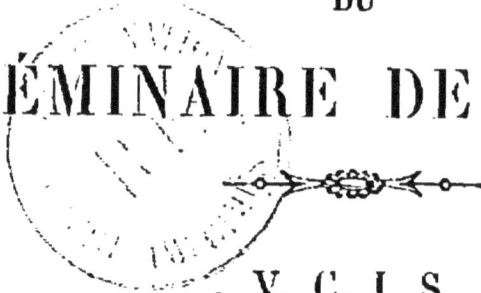

V. C. J. S.

Filioli mei, quos iterum parturio, donec formetur Christus in vobis. (Gal., IX, 9.)

Hæc meditare, in his esto, ut profectus tuus manifestus sit omnibus. (1 Tim., IV, 15.)

Sic decet omnino clericos in sortem Domini vocatos, vitam moresque componere, ut habitu, gestu, incessu, sermone, aliisque omnibus rebus, nihil nisi grave, moderatum ac religione plenum præ se ferant. (Trid. Sess. XXII, de Reform. c. 1).

— Monebunt Episcopi suos clericos, in quocumque ordine fuerint, ut conversatione, sermone, scientia, Dei populo præeant; memores ejus quod scriptum est : sancti estote quia ego sanctus sum. (Trid. Sess. XIV, de Reform. Proœm.)

I

Fin du Séminaire

Sancta Synodus statuit ut singulæ cathedrales ... certum puerorum diœcesis vel provinciæ numerum, in collegio religiose educare et ecclesiasticis disciplinis instituere teneantur. (Trid. Sess. XXIII, de Reform., cap. XVIII.)

Le Séminariste, qui veut remplir fidèlement ses devoirs et profiter des grâces du Séminaire, ne perd jamais de vue que la fin pour laquelle il y est entré est de devenir un saint prêtre, et d'acquérir les connaissances et les vertus nécessaires aux ministres du Seigneur.

Il regarde le Séminaire comme une école des vertus chrétiennes et ecclésiastiques qu'il doit acquérir avant d'entrer dans le saint ministère.

Il se proposera donc : 1º De réformer en soi les fausses maximes du siècle par les principes de la foi.

2º De se purifier de ses péchés et de ses mauvaises habitudes par la pénitence, surtout par celle du cœur.

3º De devenir un chrétien parfait en s'exerçant à la piété et à la pratique des vertus.

4º D'acquérir les vertus ecclésiastiques.

5º D'acquérir les sciences ecclésiastiques.

Esprit du Séminaire

Il s'efforcera de prendre l'esprit du Séminaire qui consiste : 1º A se donner à Dieu sans réserve et à faire pour lui toutes ses actions.

2º A pratiquer le détachement du monde et le recueillement intérieur.

3º A s'exercer envers ses supérieurs à une obéissance prompte, entière et parfaite. — Envers ses frères, à la charité fraternelle.

4º A étudier avec amour les sciences ecclésiastiques.

Dévotions du Séminaire

Exerce teipsum ad pietatem.

Les pratiques de dévotion entretiennent la piété et servent à faire des progrès dans la sainteté et la perfection.

Les plus convenables aux séminaristes sont : 1º La dévotion au Saint Sacrement, qui se pratique surtout par l'amour de la sainte messe, de la communion fréquente et de la visite au Saint Sacrement.

2º La dévotion à la Passion — par le pieux exercice du chemin de la Croix.

3° La dévotion au Sacré Cœur de Jésus, par l'esprit d'union intérieure avec Jésus outragé par les crimes du monde. Dans cet esprit le bon séminariste se constituera *victime* volontaire pour obtenir la conversion des pécheurs ; il sanctifiera plus spécialement le premier vendredi du mois et sera heureux de faire à son tour la communion réparatrice.

4° La dévotion à la T. S. Vierge, par la récitation du chapelet, du petit office, le culte de ses images, la visite à ses chapelles, etc...

RÈGLEMENT GÉNÉRAL

Observations préliminaires

On appelle ce règlement *général*, parce qu'il est commun à tous ceux qui demeurent dans le Séminaire et pour le distinguer du règlement particulier que chacun doit avoir relativement à ses emplois et à ses occupations particulières, et qu'il doit se faire prescrire par son directeur, avant la fin de la retraite qu'on fait en entrant dans la maison.

Personne donc ne doit s'en croire dispensé à

raison de son ancienneté dans le Séminaire, de ses talents ni de quelque autre prétexte que ce puisse être; mais tous le regardant comme un moyen très efficace de mortification, ils se porteront avec ardeur à l'observer fidèlement pour lui plaire, et chacun disposera tellement ses occupations particulières qu'elles ne l'empêchent jamais, s'il est possible, de se trouver aux exercices communs du Séminaire.

Mais, afin de trouver, dans la pratique de ce règlement tous les avantages que la Providence veut nous en faire tirer, il faut l'observer :

1° **Ponctuellement,** pour le temps, le lieu et la manière, quittant tout, lorsque la cloche appelle à quelque exercice, et laissant même, à l'exemple des saints, une lettre à demi formée, afin de s'y rendre sans retard.

2° **Entièrement,** et sans en omettre la plus petite partie, soit dans les exercices qui se font en commun et sous les yeux du Supérieur, soit dans ceux qui se font en particulier et où l'on n'a que Dieu pour témoin : *Non novit discernere qui perfectè novit obedire.*

3° **Chrétiennement,** c'est-à-dire par les principes de la foi; en vue de plaire à Dieu, de satisfaire pour nos péchés, et de nous avancer dans la vertu et la perfection ; et non point par respect humain, par intérêt ou par quelque autre vue humaine ou criminelle.

S'il arrive en quelque occasion qu'on ne puisse pas suivre l'ordre commun, ou pour infirmité ou pour quelque autre raison, il faut :

1° Avoir soin de proposer ses raisons au R. Père Supérieur ou à celui qui tient sa place, afin qu'il juge s'il doit nous en dispenser.

2° Si l'on n'a pas pu proposer ses raisons au R. Père Supérieur et lui demander dispense d'assister à quelque exercice, il faut, dès qu'on est en liberté ou au moins avant la fin de la journée, avoir la fidélité de s'excuser auprès de lui et lui dire ce qui a empêché de se trouver à un exercice ou obligé d'y arriver tard.

3° On doit faire son possible pour se débarrasser au plus tôt des affaires, afin de pouvoir se réunir à la communauté. Quant aux visites qu'on reçoit, à moins qu'elles ne soient pour des affaires importantes, il en est peu dont on ne puisse se dégager honnêtement, et les personnes raisonnables qui nous viennent voir quittent volontiers, lorsqu'on leur représente avec politesse que l'ordre et le règlement de la maison nous appellent à quelque exercice.

Dispositions
où doivent être les Séminaristes.

Les dispositions requises en ceux qui sont admis au Séminaire doivent être : Une bonne volonté et une forte résolution de s'avancer dans la vertu et dans la science ecclésiastique; une grande humilité et soumission à l'égard des supérieurs; un grand courage et une grande confiance en Dieu pour surmonter toutes les difficultés, surtout au commencement.

(Note du R. P. B., Sup.)

Article Ier. — Lever.

On sonnera le réveil à 5 heures du matin. Il faut se lever sur-le-champ, s'habiller modestement, en repassant dans son esprit le sujet de la méditation et être rendu dans la salle des exercices avant 5 heures ¼.

Explication. — 1° Il ne faut pas sans permission se lever avant l'heure marquée; mais aussi, dès que cette heure est arrivée, au premier coup de la cloche, il faut faire le signe de la croix, élever son cœur à Dieu, le remercier de nous avoir préservé pendant la nuit de tout accident, se lever sans différer et sans rien donner à la paresse.

Nota. — Ceux qui, pour cause de santé, auraient obtenu la permission de reposer et de se lever plus tard que la Communauté, ne doivent pas différer au-delà du temps qui leur aura été marqué pour se lever; ils seront prêts pour la messe.

2° Il faut s'habiller promptement et ne pas imiter ceux qui, s'habillant avec nonchalance, semblent vouloir continuer encore le repos de la nuit.

3° On doit, en s'habillant, quoiqu'on soit seul, observer une exacte modestie, et se revêtir le plus tôt possible de la soutane, pour laquelle on doit avoir un grand respect et une tendre affection.

4° Il faut aussi, pendant qu'on s'habille, repasser doucement dans son esprit le sujet sur lequel on doit méditer et que rappelle le bouquet spirituel, chanté par les maîtres-chantres, ensuite faire son lit et mettre tout en ordre dans sa chambre.

5° On ne doit jamais sortir de sa chambre qu'on ne soit entièrement habillé.

6° Une fois habillé, on peut sortir de sa chambre, pour aller faire une courte visite au Saint Sacrement ou à la Sainte Vierge et se préparer à l'oraison.

7º Il faut partir de sa chambre quelques minutes avant 5 heures ½, après le coup de cloche qui avertit; afin de se trouver au commencement de la prière, qui est à 5 heures ½ précises.

Article II. — Oraison mentale.

A 5 heures ½, prière et oraison mentale en commun; les jours ordinaires à la salle d'exercices; les dimanches et jours de fêtes chômées à la chapelle, en habit de chœur.

Explication. — 1º Il faut se rendre au lieu où l'on doit faire l'oraison, un peu avant l'heure de commencer. On se tient debout, à sa place, les yeux modestement baissés, et l'on se prépare à l'oraison. A la chapelle, on se met à genoux.

En arrivant doucement, un peu d'avance, on évite de troubler et de distraire les autres, et pour soi-même on écarte ce trouble et cette agitation d'esprit, nuisibles à l'oraison, qu'on éprouve quand on arrive à la hâte et plus tard que les autres.

2º Il faut suivre dans la méditation la méthode adoptée dans la maison; et, si l'on se sentait porté à quelque autre manière de la faire, il faudrait la proposer à son directeur et suivre ses avis.

3° Dès que l'oraison est commencée, on doit s'appliquer, en suivant le plus fidèlement possible la méthode, au sujet proposé. On ne se sert pas de livre particulier, le sujet proposé la veille, avec la glose dont l'accompagne celui qui préside à l'exercice, devant suffire à ceux qui l'ont bien préparé.

4° La préparation prochaine se fait à genoux; ensuite on s'asseoit jusqu'à la conclusion, qui se fait aussi à genoux. Quand on est assis, on prend garde de se tenir avec une nonchalance, qui provoquerait au sommeil.

5° Ceux à qui on aurait permis de reposer jusqu'à la messe et de ne pas faire l'oraison en commun, ne manqueront pas de la faire en particulier dans la matinée et d'y employer le temps nécessaire. Ils s'entendront sur ce point avec leur directeur.

6° Tous apprendront la méthode ou catéchisme d'oraison, de manière à la bien posséder et à en faire facilement l'application.

Article III. — La Sainte Messe.

La Messe étant le sacrifice de la nouvelle loi,

la raison d'être du sacerdoce, les Séminaristes, qui se préparent à devenir prêtres, assisteront à la Messe quotidienne avec une particulière dévotion. Ils aimeront à entendre et à servir la Messe.

Explication. — 1º La Messe de communauté se dit à la grande chapelle; chacun y assiste à son rang; on ne doit pas l'entendre de la tribune.

2º La Messe de communauté suit l'oraison; il faut que tous se trouvent à leur place quand le prêtre sort de la sacristie. 6 heures 10, fin de l'oraison; 6 heures 13, coup de cloche qui avertit d'entrer à la chapelle; 6 heures 15, commencement de la messe.

3º Lorsqu'on entend la messe dans quelque chapelle que ce soit, on doit être propre et décent. Les chaussures de feutre et de drap sont permises les jours où l'on ne communie pas; avec l'habit de chœur, il faut avoir des souliers cirés. Le portier est chargé d'avertir ceux dont les vêtements seraient déchirés ou les chaussures non convenables.

4º Il faut assister à la sainte Messe avec la religion profonde que demande un si auguste sacrifice; s'abstenir, autant qu'on le peut, de tousser et de cracher avec bruit, surtout pendant la Consécration, soit par respect pour Notre Seigneur Jésus-Christ, qui se rend alors présent corporellement sur l'autel, soit pour ne pas troubler le prêtre dans un moment si solennel.

5° Il est expressément défendu de cracher dans la chapelle.

6° On ne doit pas, pendant la sainte Messe, au moins les jours de communion, réciter son bréviaire, — et même alors on cesse après l'Evangile, — mais il faut s'occuper de la méditation des mystères qui s'y accomplissent, et suivre d'esprit et de cœur les paroles et les actions du prêtre.

Article IV. — Etude de l'Ecriture Sainte

Après la Messe, chacun doit se rendre à sa chambre. Etude jusqu'au déjeuner. C'est l'esprit du Séminaire que cette étude soit consacrée à la lecture pieuse et attentive de l'Ecriture Sainte.

Explication. — 1° La science de l'Ecriture Sainte est absolument nécessaire et indispensable pour les ecclésiastiques; il serait honteux qu'un ecclésiastique n'eût pas de ce livre sacré une connaissance convenable. Outre la matière qui est traitée dans les classes, les Séminaristes étudieront à fond les parties de la Sainte Ecriture qu'on ne peut pas expliquer.

2º L'étude bien faite de l'Ecriture Sainte étant une sorte de prière ou d'exercice de piété, il faut avant de la commencer : *a*) adorer la parole de Dieu contenue dans ces livres saints; *b*) faire un acte de foi sur les faits et les vérités que Dieu nous y a révélés; *c*) demander à Dieu la grâce de profiter de cette lecture; *d*) choisir quelque maxime ou sentence que l'on tâchera de retenir et de rappeler de temps en temps à son souvenir pendant la journée.

Il serait utile de faire à genoux une partie de cette étude.

3º On assistera avec un redoublement de piété aux classes d'histoire sainte et d'exégèse.

4º On exhorte les Séminaristes à apprendre par cœur, tous les jours, quelques versets du Nouveau Testament.

Article V. — Déjeuner et Récréation.

Le déjeuner est pour l'ordinaire à 7 h. ½. Il est suivi d'un quart d'heure de récréation. Cette petite récréation étant destinée aux commissions diverses, il est permis d'aller dans sa chambre et chez le portier, mais, hors du lieu de récréation, le silence est prescrit.

Article VI. — Etude.

A 8 heures, fin de la récréation, étude préparatoire aux classes. Il faut se rendre promptement, modestement et silencieusement dans sa chambre, évitant de trainer dans les corridors, comme si l'on se portait avec peine au travail.

1° Pour étudier avec esprit de foi, comme doit le faire un Séminariste, on se met à genoux, on récite le *Veni Sancte*, comme cela se pratique aux exercices publics, et l'on offre à Dieu le travail qu'on va commencer.

Le Séminariste fera utilement de lire, étant à genoux, un nombre du livre de l'*Imitation*. Sa piété y gagnera.

2° Qu'il étudie avec méthode, rédigeant par écrit, le plus possible, l'enseignement du professeur, *ter legit qui semel scribit*. Il lira sa leçon d'un bout à l'autre; puis, revenant sur ce qu'il a compris, il fera le travail de mémoire; apprenant par cœur les définitions, l'énoncé des thèses, les textes de l'Écriture et des Conciles, avec l'ordonnance de la thèse. Il ne s'arrêtera que quand il pourra réciter toute sa leçon.

3º Après chaque traité, ou chaque partie notable d'un traité, il se représentera la suite des idées et des raisonnements, il se rendra un compte exact de tout le plan du traité.

4º Il s'efforcera de bien comprendre et de bien retenir son manuel, autour duquel il groupera ses autres études.

Article VII. — Classes.

A 9 heures ¾, classe de théologie morale et de philosophie.

Explications. — 1º Dès qu'on sonne la classe, chacun sera exact à tout quitter pour s'y rendre et s'y trouver dès le commencent; on évite de courir dans les corridors et les escaliers. On se tient debout jusqu'à la récitation du *Veni sancte.*

2º Afin de profiter d'un exercice aussi utile, on écoutera attentivement les réponses de ceux qui seront interrogés et les explications du professeur. On observera un silence exact.

3º On aura une grande charité les uns pour les autres, évitant toute contestation, toute dispute, tout sourire et tout signe moqueur, s'il arrivait à un élève de mal répondre ou de se tromper,

4º On aura une grande déférence, une grande soumission pour le professeur; on sera docile aux avis qu'il jugera à propos de donner, attentif à ses explications; on prendra par écrit les notes complémentaires du manuel. Si l'on a été obligé de manquer à la classe ou d'y arriver trop tard, on aura la fidélité de s'en excuser auprès de lui.

5º On n'étudiera pas d'autre livre que celui qui sera expliqué en classe, si ce n'est de l'avis du professeur; en tous cas les autres livres ne serviraient qu'à compléter le manuel. On ne fera pendant la classe aucune lecture étrangère aux matières qui y sont traitées.

6º A 11 heures, étude pour relever les notes.

Article VIII. — Chapelet. Examen de conscience.

A 11 heures ½, récitation du chapelet; lecture du Nouveau Testament; examen particulier.

Explication. La récitation du Rosaire en commun est l'exercice de la dévotion envers la Sainte Vierge.

1º Un Séminariste, tour à tour, énonce les mystères et récite posément les prières du Rosaire. Il doit faire une médiante à l'*Ave*

Maria, (après *mulieribus*). Tous les Séminaristes répondent, en ayant soin de faire deux pauses au *Pater;* (1° *da nobis hodie;* 2° *debitoribus nostris*); une médiante au *Sancta Maria,* (après *peccatoribus*) et au *Sicut erat* (après *et semper*).

2° Chacun devra savoir sans hésiter : les cinq mystères joyeux (l'Incarnation du Verbe; Visitation de la Sainte Vierge; Naissance de Notre Seigneur Jésus-Christ; Jésus est présenté au Temple; Jésus est retrouvé dans le Temple), lesquels se récitent le lundi et le jeudi. — Les mystères douloureux (Jésus au jardin des Olives; Jésus est flagellé; Jésus est couronné d'épines; Jésus porte sa croix; Jésus meurt sur la croix), lesquels se récitent le mardi et le vendredi. — Enfin les cinq mystères glorieux (Résurrection de Notre Seigneur Jésus-Christ; Ascension de Notre Seigneur Jésus-Christ; Descente du Saint-Esprit sur les Apôtres; Assomption de la sainte Vierge; Gloire de Marie dans le ciel), qui sont récités le mercredi, le samedi et le dimanche. — Le jour de Noël on énonce toujours les mystères joyeux, et le Jeudi Saint les mystères douloureux.

3° Chaque Séminariste aura son chapelet indulgencié, et il se fera un devoir de le réciter

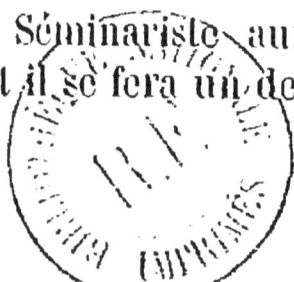

2

pieusement, même en dehors de l'exercice de la communauté.

4° Après la récitation du chapelet, on fait à genoux la lecture du Nouveau Testament.

5° Chacun doit avoir un Nouveau Testament pour suivre la lecture: on le baise avec respect avant et après; et il est bon de le porter toujours sur soi, comme une arme avec laquelle nous pouvons résister à tous les efforts de notre ennemi contre nous, et comme un titre authentique que Jésus-Christ nous a donné et acquis par l'effusion de son sang, de demander à Dieu son secours, sa protection et son royaume même.

6° Il faut écouter avec soin l'énoncé des actes de l'examen particulier que le lecteur rappelle, et s'efforcer de les faire. (1° Action de grâces. 2° Demande de connaître et de détester ses péchés. 3° Examen. 4° Acte de contrition. 5° Ferme propos).

7° Pour bien faire l'examen, on en étudiera soigneusement la méthode, qui est expliquée après la méthode d'oraison.

8° Il faut que, de l'avis de son directeur, chacun s'attache pendant un temps plus ou moins considérable, comme un mois ou deux, à s'examiner sur un défaut, ou une pratique de vertu particulière, relativement au défaut dominant.

L'exercice se termine par la récitation de l'*Angelus*.

Article IX. — Repas, Dîner.

Après l'*Angelus*, on se rend au réfectoire pour le dîner.

1º En entrant au réfectoire, on se range le long des tables, chacun devant celle où on lui a marqué sa place, et l'on attend en silence, le visage tourné vers le crucifix, jusqu'à ce que celui qui préside fasse la bénédiction de la table.

2º Au *Benedicite*, chacun, les yeux modestement baissés, répond distinctement en faisant les pauses, et s'efforce, par la piété, d'obtenir les grâces nécessaires pour sanctifier le repas.

3º Afin d'imiter Notre-Seigneur, qui est venu dans ce monde, non pour être servi, mais pour servir, chacun servira la table à son tour, dans un esprit d'humilité et de charité, se représentant Notre-Seigneur dans la personne des Directeurs et des Séminaristes.

4º On doit garder au réfectoire un grand

silence, de parole et d'action, évitant de dire un seul mot, s'il n'est pas absolument nécessaire, et de faire du bruit avec les bancs, les assiettes et les couverts. On écoutera attentivement la lecture, et l'on évitera tout ce qui empêcherait de l'entendre.

5° Il faut garder aussi une grande modestie des yeux, ne pas porter ses regards d'un bout du réfectoire à l'autre, et prendre garde de gêner les hôtes par une curiosité déplacée.

6° Pendant le repas, chacun s'appliquera à garder soigneusement toutes les règles de la politesse et des convenances; on sera prévenant, modeste, mortifié; on évitera soigneusement tout ce qui pourrait froisser la délicatesse des voisins.

7° Après la lecture du *Martyrologe* à midi et de l'*Imitation* le soir, tous se lèvent sans bruit, reprennent les places du *Benedicite*, et, le visage tourné vers le crucifix, récitent dévotement les grâces.

8° Au sortir du réfectoire, on se rend à la chapelle pour adorer le Saint-Sacrement; en silence, pendant le courant de l'année; en récitant à deux chœurs le *Miserere*, pendant les retraites.

Article X. — Récréations.

1º Depuis la visite au Saint-Sacrement jusqu'à 1 heure ¾, on prendra sa récréation en commun dans la cour ou dans la grande salle.

2º On ne montera pas dans sa chambre sans permission; on ne s'écartera pas du lieu de la récréation. — Pendant la récréation du soir on n'ira ni dans la cour d'entrée ni chez le portier.

3º Il faut, pendant la récréation, être plusieurs ensemble, au moins trois, et ne pas affecter de se trouver souvent avec les mêmes condisciples. On se souviendra que le Séminaire ne forme qu'une maison, qu'une famille, et que toute distinction ou séparation serait contraire à la charité.

4º Les récréations seront à la fois modestes et gaies; assaisonnées de quelques mots de piété et de doctrine. On évitera soigneusement les cris, les rires éclatants, les railleries et bouffonneries, les contestations, les disputes, les jeux de mains, les légèretés, les nouvelles du monde, en un mot tout ce qui est contraire à la gravité et modestie ecclésiastiques.

5º Les Séminaristes s'honoreront les uns les autres, de pensée, de parole, de fait; ils évite-

ront de se tutoyer. Ils s'entr'aimeront comme
des frères, dont Jésus-Christ a uni les cœurs
par son amour, en les assemblant pour son
service.

6° Il faut éviter avec soin de contracter de
ces amitiés particulières qui ne sont fondées
que sur l'inclination naturelle et non sur la
charité et le désir de la perfection, et dont les
suites les moins mauvaises sont la dissipation,
la perte du temps, le mépris des autres, l'infraction du règlement, et la méfiance à l'égard
de ceux qui nous conduisent : *inimicissimus
amicitior*.

7° Dans aucun temps, on ne doit introduire
les étrangers soit dans la cour, soit dans l'intérieur de la maison.

8° A 1 heure ¾ on sonnera la fin de la
récréation. Dès que la cloche sonne, il faut sur
le champ cesser de parler, et avoir la fidélité
de ne pas ajouter un seul mot, même pour
finir une narration commencée.

Article XI. — Récitation de l'office.

A 1 heure ¾, on récite Vêpres et Complies.
A 4 heures ¼, on récite Matines et Laudes.
Explication. 1° Comme la récitation se fait

après la récréation, il est à craindre qu'il ne s'y glisse de la dissipation, si l'on n'a soin d'éloigner de son esprit toute pensée étrangere; c'est pourquoi il faut rentrer en soi-même et se recueillir quelques instants.

2° Il faut réciter le Bréviaire gravement, garder distinctement les pauses et les médiantes, se tenir dans la modestie et la posture convenable du corps, ne point s'en rapporter à sa mémoire, mais avoir toujours les yeux sur le bréviaire pour éviter les distractions et être attentif aux cérémonies, comme de s'incliner au *Gloria Patri*, au *Confiteor*, de se tenir debout pendant le capitule, l'hymne, le *Magnificat*, etc.

Article XII. — Dogme et théologie fondamentale.

Le cours de dogme, pour un Séminariste fervent, peut être un exercice de piété. L'élève s'appliquera avec amour à apprendre sa religion pour pouvoir la défendre et l'enseigner clairement dans les sermons et les catéchismes.

Comme le dogme se base sur la Sainte Ecriture et la tradition, le Séminariste se fera un devoir d'apprendre par cœur, tous les textes de la Sainte Ecriture par lesquels les thèses sont établies. Il fera utilement d'exercer également sa mémoire sur les canons des Conciles, particulièrement du saint Concile de Trente. La connaissance approfondie du dogme aidera puissamment sa piété.

A 4 heures, collation et récréation pendant un quart d'heure. On garde le silence au réfectoire. — A 6 heures classe d'exégèse ou d'histoire ecclésiastique, alternativement. — A 6 heures 50, lecture spirituelle, ou conférence.

A 7 heures ¼, souper, suivi de la visite au Saint Sacrement, comme après le dîner, et récréation.

A 8 heures ½ en hiver, à 8 heures ¾ en été, c'est-à-dire en juin et juillet, prière du soir, sujet d'oraison, après quoi on se retire en grand silence dans sa chambre.

A 9 heures en hiver, à 9 heures ¼ en été, couvre-feu. Toutes les lumières doivent être éteintes. Ceux qui ont du feu doivent veiller à le bien couvrir.

Article XIII. — Silence.

Il y a deux sortes de silence : le silence de parole et le silence d'action.

1° Le silence est prescrit pour la maison partout et toujours, hors les temps et lieux de récréation.

2° Jamais on ne doit parler dans les escaliers et corridors et lieux réguliers, même dans les temps de récréation.

3° Les Séminaristes se persuaderont bien que l'observation du silence est un moyen très efficace d'avancer dans la perfection, dans la vie intérieure, d'édifier puissamment tous ceux qui les voient et d'obtenir toutes les grâces de Dieu.

4° Le silence d'action consiste à éviter tout bruit en ouvrant ou fermant les portes, en marchant dans les corridors, en remuant les bancs au réfectoire, les stalles à la chapelle, etc, à parler haut, même quand c'est nécessaire et qu'on en a la permission ; en un mot à prendre garde de déranger ou de distraire personne.

5° Le temps après la récréation du soir jusqu'au lendemain après l'oraison est celui que les anciens appelaient *le grand silence*. Il faut pendant ce temps éviter plus particulièrement tout bruit, et s'abstenir de dire le moindre mot, sans une réelle nécessité. L'infraction de ce silence est regardée comme plus grave.

Article XIV. — Confessions et Communions.

1º Tous les Séminaristes se confesseront une fois chaque semaine, et communieront suivant l'avis de leur directeur.

2º Ils seront persuadés que la fréquentation des deux sacrements de Pénitence et d'Eucharistie est un des plus puissants moyens pour acquérir les vertus sacerdotales.

3º Le jour de leur confession, les Séminaristes feraient utilement leur oraison sous forme d'examen de conscience, suivant la méthode de Saint Ignace.

4º Ils auront un grand désir de communier souvent, et s'efforceront d'en obtenir la permission de leur directeur. Les jours de communion, ils redoubleront de piété et de zèle dans leurs devoirs d'état.

Article XV. — Direction.

1º Chacun communiquera de temps en temps son intérieur au directeur qu'il aura choisi.

2º La pratique d'avoir un guide éclairé, sage, par les lumières et les avis duquel on se conduit dans les choses spirituelles, a toujours été regardée comme nécessaire pour ceux qui veulent faire des progrès dans la vertu, et surtout pour les commençants. C'est le moyen d'éviter l'illusion, l'inconstance, le trouble et la tiédeur.

3° Pour profiter de cette communication avec son directeur, il faut lui parler avec ouverture de cœur et avec confiance; puis l'écouter avec respect et suivre fidèlement ses conseils.

4° Le pénitent s'attachera surtout aux points suivants :

A) *Règlement général et particulier.* — Quelle est ma fidélité? Quels sont les points pour lesquels j'éprouve plus de difficulté ou de répugnance? Qu'ai-je fait pour m'établir dans les vertus d'obéissance ou d'abnégation?

B) *Oraison.* — Quelle est ma préparation? Quelle méthode ai-je suivie dans cet exercice? Quelles sont mes résolutions? Les ai-je mises en pratique? Quel fruit ai-je retiré jusqu'à présent de mes oraisons, et quel est mon désir d'en profiter? Quelles sont les difficultés que j'éprouve?

C) Quels progrès ai-je faits dans le recueillement, l'humilité et la pureté d'intention, et quelles victoires ai-je remportées sur la dissipation, la vanité, l'amour-propre et sur ma passion dominante?

D) *Etat d'âme.* — Il ne manquera pas de communiquer à son directeur ses peines, ses tentations, ses sécheresses; comme aussi les livres qu'il a, les lectures qu'il fait, les personnes avec lesquelles il correspond, les visites qu'il fait et qu'il reçoit. *Amicus fidelis, protectio fortis; qui autem invenit illum, invenit thesaurum.*

Article XVI. — Retraite du mois.

On engage les Séminaristes à consacrer tous les mois un jour à la retraite; ordinairement le premier vendredi du mois.

Explication. — Le but de la retraite du mois est 1° de faire un examen plus approfondi de sa conscience, 2° de prendre des résolutions plus solides pour se corriger de ses défauts. 3° de choisir les moyens les plus efficaces pour avancer dans les vertus.

On suit le règlement ordinaire, en tâchant de gagner quelque temps pour faire deux méditations supplémentaires. Le Séminariste se propose les considérations suivantes :

1° Connaître le défaut qui domine en lui et qui revient le plus souvent; par exemple, l'amour du monde et de ses plaisirs; la paresse et l'inapplication à ses devoirs; la crainte des humiliations; le penchant à médire et à juger défavorablement du prochain; l'attache à sã propre volonté et l'opposition à l'obéissance.

2° Rechercher quelles sont les causes de la tiédeur et du relâchement; la dissipation habituelle; le peu de préparation à l'oraison et à la fréquentation des sacrements; les lectures et les conversations frivoles; l'éloignement et le défaut d'ouverture dans la direction; l'irrésolution de se donner tout à Dieu, d'éviter les fautes légères.

3° Examiner la vertu qui est plus nécessaire, et embrasser les pratiques les plus propres pour l'acquérir; méditer sérieusement sur la nécessité de l'obéissance, de l'humilité, de l'abnégation, de la charité, du bon exemple au Séminaire et dans le ministère.

4° Relire ses résolutions de la dernière grande retraite. — Écrire ses sentiments et ses résolutions, les communiquer à son directeur, les relire fréquemment.

Article XVII. — Chant et cérémonies.

Tous auront soin d'apprendre le chant d'église et les cérémonies. Tout ecclésiastique pénétré de l'esprit de son état comprend que la décence des offices divins, glorieuse à Dieu, est extrêmement profitable aux fidèles. Des cérémonies bien faites, des chants bien exécutés valent souvent un bon sermon; on vient volontiers à un office bien fait.

On ne considérera donc pas comme secondaires ou accessoires les classes et exercices, où sont enseignés le chant et les cérémonies; on y gardera un silence respectueux; on chantera de son mieux, et l'on s'efforcera, même et surtout quand on ne se sent pas d'aptitude naturelle, de bien apprendre les règles du chant et du chœur.

Article XVIII. — Assistance aux offices.

Tous assisteront, les dimanches et fêtes, avec une grande religion, à la Grand'Messe, à Vêpres et à Complies.

On s'assemblera dans la salle, au premier coup de cloche; on se placera en silence sur deux rangs, selon le côté qu'on occupe à la chapelle; au second coup de cloche, on entre gravement et pieusement.

On fait la génuflexion, quatre par quatre, deux de chaque côté; on se salue mutuellement, et l'on se rend à sa place; on se tient debout jusqu'à ce que tout le monde soit placé; alors tous se mettent ensemble à genoux, pour la prière. Quand le célébrant arrive, tout le monde se lève, et l'office commence.

Pendant le chant, on s'efforce de bien suivre la mesure du maître chantre, et de chanter avec un ensemble parfait.

Il faut éviter, à la chapelle, tout ce qui sent l'immortification, ou ce qui est tant soit peu contraire au respect dû au lieu saint, comme de s'accouder sur les stalles, de croiser les jambes, de jeter la vue de côté et d'autre, de parler sans nécessité. On garde aussi le silence à la sacristie.

A la fin de l'office, on sort comme on est entré, les plus dignes les premiers. Ceux qui attendent leur tour, se tiennent modestement sur la miséricorde. — On se rend aux chambres en silence.

Règlement pour aller à la Cathédrale.

1o Les Séminaristes se souviendront qu'en allant à la Cathédrale, ils vont à l'office et non à la promenade.

2o Au premier coup de cloche, ils descendent à la cour d'entrée, se rangent trois à trois derrière les maîtres chantres, à quelques pas de la porte, et attendent le second coup de la cloche, qui est le signal du départ.

3º Les Séminaristes prendront pour compagnons ceux qu'ils rencontreront les premiers.

4º Au second coup de cloche, les maîtres chantres, qui marchent en tête, s'assureront que tout le monde est arrivé, et ils partiront lentement. Au bas de la rue, quand la communauté sera en marche, ils iront un peu plus vite.

5º Par modestie, on ne parlera qu'à voix basse; on n'admettra pas de laïques dans les rangs; on ne s'arrêtera pas pour parler à des connaissances sauf un cas urgent, et alors on demandera la permission au directeur.

6º Arrivés au vestiaire, les Séminaristes prennent sans bruit leur costume de chœur, et commencent à se ranger pour aller en ordre chacun à sa place.

7º Quand tout est prêt, le maître chantre prend l'avis du directeur et donne le signal de l'entrée au chœur.

8º Aussitôt le silence doit être absolu, et l'on se rend lentement au chœur deux à deux.

9º En passant devant le bénitier, le Séminariste placé du côté du bénitier, prend de l'eau bénite et en offre à son voisin seulement; la même règle au retour.

10° En passant devant l'autel du Saint Sacrement, quatre rangs font à la fois la génuflexion; le maître chantre ralentit alors la marche, pour donner à tous le temps d'arriver sans courir.

11° Arrivés au chœur, les Séminaristes s'avancent jusqu'aux degrés du sanctuaire, où ils font les saluts ou génuflexions convenables, suivant les leçons des maîtres de cérémonies, et se rendent modestement à leurs stalles respectives.

Si l'office au chœur n'est pas commencé, on se tient debout jusqu'à ce que les derniers soient à leurs stalles. Tout le monde se met à genoux en même temps et demeure à genoux pendant la durée d'un *Pater* et d'un *Ave*. Puis on s'assied et on se couvre.

Si l'office est commencé, chacun, arrivant à sa place, se tient debout pendant la durée d'un *Pater* et d'un *Ave* et se conforme aussitôt au chœur.

12° Pendant l'office, tous doivent chanter, s'écouter mutuellement pour chanter ensemble, et garder soigneusement la modestie des yeux et du maintien.

3

13° Après l'office, on revient au vestiaire dans le même ordre et l'on se déshabille sans bruit. On doit s'abstenir de parler avec les chantres et les employés de la Cathédrale.

14° Le maître chantre prend les ordres du directeur et donne le signal du départ.

15° Dans la cour des Libraires, les Séminaristes se rangent le long du mur, ayant soin de ne pas fermer le passage aux fidèles et de parler bas.

16° Les maîtres chantres s'arrêtent un moment à quelques pas de la grande porte, et partent lentement quand tout le Séminaire est groupé.

17° Au retour, on marche trois à trois, modestement, et l'on a grand soin de ne parler qu'à voix basse.

Nota : Lorsque les fonctionnaires seuls vont à la Cathédrale, ils s'y rendent en corps, sous la direction du maître chantre ou, à son défaut, du maître des cérémonies. Si le règlement ne marque ni maître-chantre ni maître des cérémonies, le plus ancien conduit la série des fonctionnaires. — En allant à la Cathédrale et en revenant au Séminaire on doit suivre le chemin que prend la communauté.

Cette règle s'applique également aux Séminaristes porte-insignes de Mgr l'Archevêque.

Article XIX. — Offices divers.

1º Chacun s'appliquera aux choses où l'obéissance l'appellera, comme sont les fonctions des saints ordres, portier, acolyte, sous-diacre et diacre, lecture au réfectoire ou à la salle d'exercices, propreté de la chapelle.

2º Les moindres fonctions du ministère ecclésiastique sont quelque chose de si relevé aux yeux de la foi, qu'on doit regarder comme un grand honneur de les exercer.

3º Des listes, proclamées le samedi et la veille des fêtes, déterminent les fonctionnaires de la semaine. Personne, sous prétexte de charge ou de privilége, ne se dispensera de remplir les fonctions de son ordre.

4º Les chantres prépareront leur morceau, les lecteurs leur lecture, les officiers divers leurs cérémonies, pour que rien ne choque dans leur fonction.

5º Pour la propreté de la chapelle, on se rappellera qu'on travaille pour la maison de Dieu et qu'on s'exerce aux fonctions qui seront plus tard confiées aux prêtres.

Article XX. — Ordre des chambres.

1º Un Séminariste n'entrera jamais dans la chambre d'un autre; il ne causera pas non plus, sans permission, à la porte, et l'on ne demandera pas cette permission sans une absolue nécessité. Quand on aura obtenu la permission, on n'ouvrira pas la porte de celui à qui on va parler, sans avoir frappé auparavant et entendu la réponse. En parlant, on se tiendra entièrement dans le corridor et sans avoir un seul pied sur le seuil de la porte. L'infraction à cette règle est considérée comme grave.

2º Ne point arracher les clous fixés dans les murs, et n'en mettre aucun autre; s'adresser au P. Économe pour toute espèce de réparation qu'on désire.

3º Éviter tout ce qui pourrait salir les murs, portes, boiseries, meubles. Ne point y coller d'images ni tableaux, ne point y frotter d'allumettes; ne point jeter d'eau sur les meubles, sur le parquet. Éviter surtout les taches d'huile, d'encre, de cirage. Ne cracher jamais sur aucun parquet, chambre, escalier, corridor, etc.

4º Le Crucifix et la statue de la Sainte Vierge qui appartiennent à la maison, ne doivent être ni déplacés, ni serrés dans les armoires.

5° Ne pas monter trop de bois; n'en jamais scier ni casser dans sa chambre.

6° Eviter soigneusement de laisser auprès de la cheminée, surtout lorsqu'on sort de sa chambre, du bois, des copeaux, paillassons et autres objets combustibles.

7° Ne pas brûler de charbon de terre dans les chambres du bâtiment neuf.

8° Faire le lit et mettre l'ordre dans la chambre chaque jour; la balayer au moins trois fois par semaine; et une fois au moins par semaine sous le lit et sous les meubles; enlever la poussière et les toiles d'araignées. Ne mettre les balayures ou les cendres dans le corridor que le mardi, le jeudi et le samedi, avant neuf heures du matin.

9° Eviter de faire du bruit, soit en balayant, soit en fermant les portes.

10° Ne rien poser sur le bord de la fenêtre, fleurs, etc. Ne jeter par la fenêtre ni eau, ni papier, ni autres objets.

11° Ne transporter aucun meuble, ni effets, comme chaise, couverture, traversin, d'une chambre dans une autre. Ne pas prendre non plus ceux d'une chambre vacante; ne pas dépeser dans une chambre vacante son combustible; en général, ne changer la destination d'aucune chambre, d'aucun meuble, sans permission.

12° Ne point conserver dans sa chambre, ni serrer dans les armoires, ni déposer dans les corridors, les couvertures de la maison, dont on n'aurait plus besoin, mais les faire enlever par le domestique.

13° A la fin de l'année, ou dès qu'on s'absente de la maison pour quelques jours, remettre au Père Econome les clefs qu'on a reçues de lui.

14° Lorsqu'on est dans sa chambre, laisser toujours la clef à sa porte; la retirer quand on en sort.

15° Les clefs perdues ou cassées par MM. les Séminaristes sont remplacées à leurs frais.

Art. XXI. — Livres et bibliothèque.

1° La distribution des livres de la bibliothèque se fera le mercredi et le samedi de chaque semaine; le mercredi, de 9 heures à 9 heures ¼; le samedi, de 2 heures à 2 heures ¼.

2° Elle aura lieu à la porte de la bibliothèque et non à l'intérieur; le silence doit être observé.

3° La veille de la distribution, le Séminariste fait sa demande à l'un des bibliothécaires, par un billet portant son nom avec celui du livre demandé.

4º Les Séminaristes peuvent avoir à leur usage : 1º tous livres ecclésiastiques, théologie dogmatique et morale, ascétiques, vie des Saints, histoire ecclésiastique, sermonnaires, etc. 2º tous les livres de littérature et de sciences en usage dans les établissements ecclésiastiques; 3º les livres reçus en prix.

5º Sont défendus : 1º Tous les livres à l'Index. 2º Tous les livres de littérature non soumis au P. Supérieur, et plus rigoureusement, les livres de littérature contemporaine, poésies, romans, journaux de toute sorte. 3º Toute revue périodique, à l'exception de la *Semaine religieuse* du diocèse, des *Revues* dominicaine et franciscaine.

Article XXII. — Sorties et promenades.

1º On ne sortira jamais du Séminaire sans en avoir obtenu la permission du Père Supérieur, ou, en son absence, de celui qui tient sa place.

2º En sortant et en rentrant, on inscrit son nom, avec le jour et l'heure de la sortie et de la rentrée, sur un registre qui est chez le portier.

3º Quand on sort, les jours de promenade, il faut, outre la permission obtenue, avertir le P. Directeur qui conduit la promenade.

4° Dans les promenades, on ne doit pas s'écarter trop notablement du lieu de rendez-vous marqué par le directeur.

5° Il est expressément défendu 1° de passer la Seine; 2° de rentrer en ville; 3° d'entrer dans une maison, de faire une visite quelconque sans la permission du P. Supérieur ou du P. Directeur.

Article XXIII. — Cas d'exclusion.

1° Sortir du Séminaire sans permission; 2° Manger ou boire en ville sans permission; 3° Frapper ou injurier grossièrement qui que ce soit; 4° Lire ou avoir dans sa chambre des livres suspects contre la foi ou les mœurs; 5° Tenir des discours déshonnêtes; 6° Entrer dans la chambre d'un autre sans permission; 7° Se railler des choses saintes ou des exercices qui se pratiquent dans le Séminaire; 8° Manquer habituellement au règlement; 9° Avoir dans sa chambre du vin, de l'eau-de-vie ou d'autres liqueurs sans permission; 10° N'avoir pas obtenu dans les examens trimestriels, comme note moyenne, la note *passable*.

Qui regulæ vivit, Deo vivit.

HORAIRE

Dimanche

5 h. Lever.

5 h. 30' Prière. Méditation à la chapelle en habit de chœur.

6 h. 10' Fin de la méditation.

6 h. 13' Entrée à la chapelle.

6 h. 15' Sainte Messe. Action de grâces. Etude de l'Ecriture Sainte.

7 h. 30' Déjeuner. Récréation.

8 h. 15' Etude.

9 h. 30' Départ des fonctionnaires pour la Cathédrale.

9 h. 45' Départ pour la Cathédrale. Au retour de la Cathédrale, récréation.

12 h. Diner. Visite au Saint Sacrement. Récréation.

2 h. Etude.

2 h. 40' Départ pour la Cathédrale. Au retour, un quart d'heure de récréation.

5 h. Etude si le retour de la cathédrale a eu lieu avant 4 h. 45'.

6 h. 15' Diaconales.

7 h.   Chapelet.

7 h. 15' Souper. Visite au Saint Sacrement. Récréation.

8 h. 30' Prière du soir. Coucher.

9 h.   Extinction des feux.

Lundi

5 h.   Lever.

5 h. 30' Prière. Méditation à la salle des exercices.

6 h. 10' Fin de la méditation.

6 h. 13' Entrée à la chapelle.

6 h. 15' Sainte Messe. Etude de l'Ecriture Sainte.

7 h. 30' Déjeuner. Récréation.

8 h.   Etude.

9 h. 45' Classe de morale et de philosophie.

11 h.   Etude.

11 h. 32' Chapelet. Lecture du *Novum*. Examen particulier.

12 h.   Diner. Visite au Saint Sacrement. Récréation.

1 h. 45' Etude.

3 h.   Classe de dogme et de théologie fondamentale.

4 h.   Récréation.

4 h. 15' Etude.

6 h.   Classe d'Ecriture Sainte.

6 h. 45' Fin de la classe.

6 h 50' Lecture spirituelle.

7 h. 15' Souper. Visite au Saint Sacrement.
          Récréation.

8 h. 30' Prière du soir. Coucher.

9 h.   Extinction des feux.

Mardi

Comme le lundi.

Excepté ce qui suit :

6 h.   Classe d'histoire ecclésiastique.

6 h. 50' Exercice de prédication et catéchisme
          d'oraison.

Mercredi

Comme le lundi.

6 h. 15' Sainte Messe. Salut et *De profundis*
          pour les bienfaiteurs.

8 h. 15' Etude.

10 h.   Mercuriale.

11 h.   Fin de la mercuriale.

11 h. 3' Classe de chant.

11 h. 30' Fin de la classe de chant.

11 h. 32' Chapelet, etc.

1 h. 15' On monte aux chambres en silence.

1 h. 25' Descente à la chapelle.

1 h. 30' *Sub tuum*, et départ pour la promenade. Au retour de la promenade, un quart d'heure de récréation. Etude.

6 h. 50' Lecture spirituelle (*hiver*).

7 h. Lecture spirituelle à partir du 1er février.

Jeudi

5 h. 30' Lever.

6 h. Prière. Méditation. Sainte Messe. Le reste comme le mardi.

Vendredi

Comme le lundi.

1er Vendredi du Mois.

Dédié au Sacré Cœur de Jésus.

A la Messe : Thuriféraire, Céroféraires et chant. A la visite au Très Saint Sacrement, cantique.

6 h. 50' Lecture spirituelle.

7 h. Salut solennel.

7 h. 15' Souper.

Samedi

Comme le lundi, excepté ce qui suit :

9 h. 45' Classe alternativement de Dogme et de Morale.

1 h. 15' On peut monter aux chambres.

1 h. 45' Exercice de cérémonies. Etude.

3 h. 15' Exercice de prédication et classe d'Ecriture Sainte.

4 h. Récréation.

4 h. 15' Classe de chant.

5 h. Confessions et Etude.

6 h. 50' Lecture spirituelle.

FÊTES PONTIFICALES

Toussaint. — Noël. — Pâques. — Pentecôte.

Assimilées aux Fêtes Pontificales.

Dimanche de la Fête-Dieu et Dimanche du Sacré-Cœur.

On ne fait pas la lecture pendant le déjeuner.

On assiste à tout l'office de la Cathédrale.

9 h. 5' le matin } Départ.
2 h. 35' le soir

Le soir, au retour : récréation jusqu'à 6 h.

7 h. Chapelet.

7 h. 15' Souper. Lecture au réfectoire, excepté le jour de Pâques.

FÊTES CHOMÉES
DE 1ʳᵉ ET DE 2ᵉ CLASSE

Règlement des Dimanches.

A la messe de communauté il y a céroféraires et thuriféraire; l'orgue joue, excepté à l'Elévation et la Communion. — A la visite du Saint Sacrement qui suit le dîner, on chante une Antienne ou un cantique; aux fêtes chômées de la Sainte Vierge on lit une consécration à la Sainte Vierge.

Règlement particulier
à certains jours de l'année.

Jour de la rentrée : 1er mardi ou 1er samedi d'octobre.

Ouverture de la Retraite

Si la rentrée a lieu le mardi.

6 h.   Appel à la salle de théologie.
6 h. 30' Exercice du Saint Rosaire.
7 h.   Souper.
8 h. 15' Prière et ouverture de la Retraite.

Si la rentrée a lieu le samedi.

6 h.   Appel. Exercices du Saint Rosaire.
7 h.   Souper.
8 h. 30' Prière du soir.

Dimanche

7 h. 45' Déjeuner.
8 h. 30' Préparation de l'office. Étude et visites aux PP. Directeurs.
9 h. 45' Départ pour la cathédrale.
2 h.   Etude.
2 h. 45' Départ pour la cathédrale.

6 h.   Etude.
6 h. 45' Chapelet.
7 h.   Souper.
8 h. 15' Prière. Ouverture de la Retraite.

Retraite de rentrée.

5 h. 30' Lever.
6 h. Prière à la salle de théologie.
6 h. 45' Messe. Temps libre.
7 h. 45' Déjeuner. Repos en silence.
8 h. 15' Bréviaire et petit office de la Sainte
        Vierge.
10 h.   Instruction. Temps libre.
11 h. 30' Chapelet. Lecture du *Novum* (Epitres
        pastorales). Examen particulier.
12 h.   Dîner. Récréation.
1 h. 45' Vêpres et Complies.
3 h.   Conférence.
4 h.   Repos en silence.
4 h. 30' Matines et Laudes. Temps libre.
6 h.   Instruction. Chant d'une Antienne.
        Bénédiction du T. S. Sacrement.
7 h.   Souper. Récréation.
8 h. 30' Prière du soir.

Nota. — Le temps libre doit être employé à repasser pieusement les sujets d'instruction et à recueillir par écrit les pensées qui ont frappé.

Clôture de la Retraite.

1° *Si la rentrée a lieu le samedi.*

Vendredi

7 h. 45' Déjeuner.

8 h. 30' Etude.

10 h. Classe. Le soir, promenade de la semaine.

2° *Si la rentrée a lieu le mardi.*

Dimanche

7 h. 45' Déjeuner, récréation.

8 h. 30' Etude. Visite aux PP. Directeurs.

9 h. 30' Départ des officiers.

9 h. 45' Départ pour la cathédrale.

Le reste comme les dimanches.

Mois du Saint Rosaire.

Tous les jours du mois d'octobre à 6 h. 40, lecture spirituelle.

6 h. 55' Exercices du Saint Rosaire.

Veille de la Toussaint.

2 h. 30' Départ de six chapiers et d'un cérémoniaire pour la Cathédrale.

Fête de la Toussaint.

Comme aux fêtes pontificales.

Jour des Morts.

5 h.   Lever.
7 h. 30' Déjeuner.
8 h.   Etude.
8 h. 35' Départ pour la Cathédrale. — L'office des Morts est chanté par le Séminaire.

     Au retour, chapelet, examen particulier.

     Le soir, visite au cimetière.

Service

pour les Archevêques et chanoines défunts.

8 h. 35' Départ pour la Cathédrale.

     Au retour, un quart d'heure de récréation. Etude et reprise du règlement de tous les jours.

Présentation de la Très Sainte Vierge.

7 h. 30' Déjeuner. Récréation.
9 h. 15' Préparation de l'office.
9 h. 25' Descente des chambres.

9 h. 30' Tierce. Messe solennelle. Rénovation
des promesses cléricales. Bénédiction du Saint Sacrement. Procession
pour reconduire Mgr l'Archevêque.

12 h.   Dîner. Visite au Saint Sacrement,
consécration à Marie, cantique.
Récréation.

3 h. 15' Préparation à l'office.

3 h. 30' None. Vêpres, Complies et salut solennel. Récréation.

6 h. 45' Chapelet.

7 h.   Souper.

Le lendemain.

5 h. 30' Lever.

11 h.   Chapelet.

11 h. 30' Dîner. Sortie générale.

6 h. 45' Rentrée.

6 h. 50' Lecture spirituelle.

Le lendemain de la sortie,

5 h. 30' Lever.

Adoration à la Cathédrale (1er décembre).

9 h. 30' Départ pour la Cathédrale du diacre
et du sous-diacre d'office.

4 h. 30' Etude.

6 h.   Souper.

6 h. 30' Départ en silence pour la Cathédrale.

Le lendemain.

5 h. 30' Lever.

Ordination de Noël.

Le mercredi qui précède la semaine des examens, il n'y a pas de Mercuriale.

Mercredi avant le 3ᵉ dimanche de l'Avent.

9 h. 45' Examen écrit de morale et de philosophie.

Jeudi.

9 h. 45' Examen écrit de dogme et de théologie générale.

11 h.   Etude.

2 h. 45' Examen écrit d'Ecriture Sainte et d'histoire ecclésiastique.

4 h.   Récréation.

5 h.   Etude.

Vendredi.

9 h.   Examen oral pour les Ordres Majeurs.

Samedi.

5 h. 30' Lever.
8 h. 15' Etude.
9 h.   Examen oral.
1 h. 45' Etude.
2 h.   Examen.
4 h.   Récréation.
4 h. 30' Classe de chant.
5 h.   Etude.

Dimanche.

5 h. 30' Lever.

Retraite d'ordination.

Règlement de la retraite de rentrée, excepté :
9 h.   Exercice de cérémonies à la salle de
          Théologie : le mardi pour les sous-
          diacres, le mercredi pour les dia-
          cres, le jeudi pour les prêtres.
          Exercice général le vendredi, à la
          chapelle, pour tous les Ordinands.
10 h. et 3 h. Classe pour ceux qui ne font pas
          la retraite.
6 h.   Instruction pour tous.

Jour de l'Ordination.

5 h. 30' Prière du matin. Oraison et Sainte Messe.

Départ pour la Cathédrale. Au retour, chant de l'*Alma* à la chapelle.

Récréation.

11 h. 30' Dîner.

2 h. 30' Vêpres et Complies.

4 h. Repos en silence.

4 h. 30' Etude. — Les nouveaux ordonnés disent leur pénitence en commun.

6 h. 15' Chapelet, Salut. *Te Deum.*

7 h. Souper.

Le lendemain.

5 h. 30' Lever.

Lundi soir : Sortie pour les ordinands. Promenade pour les autres.

Nuit de Noël.

9 h. 30' Départ en silence pour la Cathédrale.

10 h. Matines. Messe. Laudes. Au retour collation. 10 minutes de récréation. Coucher.

Jour de Noël.

7 h.   Lever.
7 h. 30' Prière.
8 h.   Déjeuner.
9 h. 5' et 2 h. 35' Départ pour la Cathédrale.
6 h 45' Chapelet.
7 h.   Souper. Lecture au réfectoire.
8 h. 15' Prière. Coucher.

Saint Etienne.

6 h.   Lever.
7 h. 15' Messe de communauté.
8 h.   Déjeuner.
9 h.   Etude.
9 h. 35' et 2 h. 35' Départ pour la Cathédrale.
Office chanté par le Séminaire.

31 Décembre.

9 h.   Déjeuner.
9 h. 30' Départ pour l'Archevêché. On revient
        au Séminaire avant le départ pour
        les vacances.

IIe TRIMESTRE

Rentrée (le 7 janvier).

8 h. 15' Appel.

8 h. 30' Prière. Coucher.

Le lendemain.

5 h. 30' Lever.
8 h.   Visite aux PP. Directeurs. Etude.
10 h.   Classe.

Quarante heures.

Lundi.

Règlement des jours ordinaires, excepté :

Avant la messe de communauté, exposition du Saint Sacrement. A partir de la messe, quatre adorateurs, en habit de chœur, se succèdent toutes les demi-heures devant le Saint Sacrement.

9 h. 35' et 3 h. 35' Départ des fonctionnaires pour la Cathédrale.

> *Nota.* — Les fonctionnaires sont : à l'office du matin, le diacre et le sous-diacre seulement. A l'office du soir, le diacre, le sous-diacre, un porte-croix, deux chapiers (lesquels font porte-dais à la procession) et un cérémoniaire.

10 h.   Classe.
12 h.   Dîner. Visite au Saint Sacrement, cantique.

4 h.   Récréation.

4 h. 30' Etude.

6 h. 25' Descente des chambres en habit de chœur.

6 h. 30' Entrée à la chapelle. Complies et salut.

Mardi.

Comme le lundi, excepté :

2 h. 30' Etude.

3 h. 30' Vêpres. Récréation.

5 h.   Etude.

5 h. 30' Complies et salut.

Mercredi des Cendres.

5 h. 30' Lever.

6 h. 45' Messe basse de communauté.

8 h.   Déjeuner pour ceux qui ne sont pas astreints au jeûne.

8 h. 30' Départ des chantres pour la Cathédrale. (Prime, Tierce, Sexte et None). Etude.

9 h. 30' Départ pour la Cathédrale.

11 h. 30' Dîner.

12 h. 45' Préparation à la promenade.

6 h.   Etude.

Nota. — Jusqu'à Pâques, il y a tou-

5

jours une heure d'étude après la promenade.

7 h.   Lecture spirituelle.

Carême

7 h. 40' Récréation.
8 h.   Etude.
11 h. 3' Chapelet.
11 h. 30' Dîner.
1 h. 15' Etude.
4 h. 30' Etude.
8 h. 25' Prière et bénédiction du Très Saint Sacrement depuis le 1er lundi jusqu'au mardi-saint inclusivement.

Jeudis de Carême.

1 h. 15' Classe de chant.

14 Février. — Adoration.

Avant la messe de communauté, exposition du Saint Sacrement. — Deuxième messe.

Nota. — Ceux qui n'assistent pas à toute la messe d'action de grâce, sortent tous en même temps, après l'Elévation.

7 h. 30' Déjeuner. On ne fait pas la lecture.
8 h. 30' Etude.

9 h. 25' Descente des chambres en habit de chœur.

9 h. 30' Entrée à la chapelle. Tierce, Messe solennelle, Sexte. Récréation.

12 h. (et en Carême 11 h. ½). Diner.

2 h. 30' Etude.

4 h. Récréation.

4 h. 30' On monte aux chambres.

4 h. 35' Descente des chambres en habit de chœur.

4 h. 40' Entrée à la chapelle. None, Vêpres, Sermon, Complies, Salut.

7 h. 15' Souper.

Chacun dit le chapelet en son particulier.

Vendredi de la Passion.

6 h. 20' du soir. Chemin de la Croix et bénédiction du Saint Sacrement.

EXAMENS ÉCRITS

8 h. Etude.

9 h. 45' Examen.

2 h. 45' Id.

4 h. 30' Etude.

EXAMENS ORAUX

8 h. Etude.

9 h. Examen.

1 h. 15' Etude.

1 h. 30' Examen.

4 h. 30' Etude.

Mardi-Saint.

Promenade jusqu'à 6 h. 45.

7 h. Lecture spirituelle.

Mercredi-Saint.

5 h. 30' Lever.

9 h. Etude.

10 h. 30' Récréation.

1 h. 30' On peut monter aux chambres.

2 h. Etude.

3 h. 35' Départ pour la Cathédrale. Au retour, récréation.

7 h. Lecture spirituelle.

Jeudi-Saint

4 h. 55' Lever.

5 h. 25' Prière, Messe de communauté.

7 h. 35' Départ pour la Cathédrale. Au retour, récréation jusqu'au dîner.

2 h. Etude.

3 h. 5' Départ des fonctionnaires pour le *Mandatum,*

3 h. 35' Départ pour l'office des ténèbres. Au retour, récréation.

7 h.   Chapelet.

9 h. à minuit. Heure Sainte.

Vendredi-Saint.

6 h.   Lever.

6 h. 30' Prière et méditation à la chapelle.

7 h. 40' Récréation.

8 h.   Silence.

8 h. 35' Départ pour la Cathédrale.

11 h. 30' Dîner. Visite à la chapelle, chant : *O crux Ave.*

2 h.   Etude.

3 h. 35' Départ pour la Cathédrale. Au retour, silence.

6 h. 30' Souper.

7 h. 15' Départ pour la Cathédrale, en silence; on revient également en silence et on monte directement aux chambres. Coucher.

Samedi-Saint.

6 h.   Lever.

6 h. 30' Prière et méditation à la chapelle.

7 h. 35' Départ pour la Cathédrale. Au retour, récréation jusqu'au dîner.

2 h. 35' Départ pour la Cathédrale. On prend l'habit de chœur d'été.

5 h. 30' Confessions.

7 h.   Chapelet.

Pâques.

5 h.   Lever. Méditation à la chapelle en habit de chœur.

9 h. 5' et 2 h. 35' Départ pour la Cathédrale.

6 h. 45' Chapelet.

7 h.   Souper.

Lundi de Pâques.

5 h.   Lever. Méditation à la chapelle en habit de chœur.

9 h. 35' et 2 h. 35' Départ pour la Cathédrale.

6 h. 30' Réunion à la salle d'exercices.

7 h.   Chapelet.

Mardi de Pâques.

Départ pour les Vacances.

IIIe TRIMESTRE

3e mercredi après Pâques.

Rentrée des vacances.

8 h. 15' Prière. Coucher.

Le lendemain.

5 h. 30' Lever.

10 h. Classe.

Toutes les semaines quand il n'y a pas de fête, petite promenade le vendredi.

4 h. 15' Réunion dans la cour d'entrée et départ pour la promenade.

7 h. 15' Souper.

Saint Marc et les Rogations.

5 h. Lever.

5 h. 30' Oraison pour tous.

6 h. 15' Procession et messe solennelle. Etude pour les fonctionnaires de la Cathédrale.

8 h. Déjeuner.

8 h. 30' Etude et départ des fonctionnaires pour la Cathédrale.

Nota. — Les fonctionnaires sont : le diacre et le sous-diacre (lequel fait porte-croix à la procession), un cérémoniaire et trois chantres pour les Litanies. Aux Rogations il y a, en plus, douze porte-châsse, dont l'un remplira à la messe l'office de thuriféraire.

10 h. Classe.

Le reste comme les autres jours.

Mercredi des Rogations.

Récréation jusqu'à 9 heures.

Il n'y a pas de mercuriale.

2 h. 30' Départ de six chapiers et d'un cérémoniaire pour la Cathédrale.

Ascension.

8 h. Déjeuner.

On assiste à tout l'office à la Cathédrale.

9 h. 5' et 2 h. 35' Départ.

Le soir au retour, récréation jusqu'à 6 heures.

Mois de Marie.

Le 30 avril :

8 h. 15' Descente à la chapelle en habit de chœur. Prière du soir. Procession au chant des Litanies. Bénédiction. Coucher.

Tous les jours après le dîner : Consécration à la Très Sainte Vierge et chant d'une antienne en son honneur.

8 h. 30' Fin de la récréation. Antienne et cantique à la Sainte Vierge.

Le mardi et le vendredi : Bénédiction du Très Saint Sacrement après la prière.

Le 31 mai :

Comme le 30 avril.

Juin et Juillet.

8 h. 45' du soir. Fin de la récréation. Prière du soir.

9 h. 15' Extinction des feux.

Samedi avant la Pentecôte.

8 h. 30' Départ des fonctionnaires pour la Cathédrale.

> *Nota.* — Les fonctionnaires sont : le diacre, le sous-diacre, deux porte-ampoule (dans les ordres sacrés) et un cérémoniaire.

2 h. 30' Départ de six chapiers et d'un cérémoniaire pour la Cathédrale.

Pentecôte.

Comme aux fêtes pontificales.

Lundi de la Pentecôte. Office à la Cathédrale par le séminaire.

9 h. 35' et 2 h. 35' Départ pour la Cathédrale.

Dimanches du Très Saint Sacrement.

La veille,

2 h. 30' Départ du diacre, du sous-diacre et de deux chapiers pour la Cathédrale.

4 h. 15' Etude.

6 h. 25' Descente à la chapelle en habit de chœur. Complies et salut.

Le jour. On assiste à tout l'office à la Cathédrale.

7 h. Chapelet.

Le lendemain.

5 h. 30' Lever.

Semaine du Très Saint Sacrement.

9 h. Départ des fonctionnaires pour la Cathédrale.

Nota. — Le nombre des fonctionnaires est celui marqué pour les Quarante Heures, p. 56. — Les jours qui ne sont pas du rite double de 1re ou de 2e classe, il y a en plus, deux chapiers à l'office du matin.

6 h. 30' Souper pour les fonctionnaires.

6 h. 5' Départ des fonctionnaires.

Au Séminaire.

6 h. 30' Complies et salut.

Vendredi. Fête du Sacré-Cœur de Jésus et Fête du R. P. Supérieur.

La veille,

5 h.　　Réunion à la salle d'exercices.

Le jour,

7 h. 30' Déjeuner. On ne fait pas la lecture.
8 h.　　Récréation.
9 h. 30' Exposition du Très Saint Sacrement. Tierce et messe solennelle; reposition du Saint Sacrement.
Après le dîner : promenade jusqu'à 6 heures.

Ordination.

(Le dimanche le plus voisin du 15 juillet).
La semaine précédente :

Mercredi.

9 h. 45' Examen écrit de morale et de philosophie.
Le soir promenade.

Jeudi.

9 h. 45' Examen écrit de dogme et de théologie fondamentale.

2 h. 45' Examen écrit d'écriture sainte et d'histoire ecclésiastique.

4 h.   Récréation.

5 h.   Etude.

Vendredi.

9 h.   Examens oraux pour la tonsure et les ordres mineurs.

11 h. 30' Chapelet.

2 h.   Examens oraux.

4 h.   Récréation et petite promenade.

Samedi.

9 h.   Examens oraux.

2 h.   Examens oraux.

Dimanche avant l'Ordination.

Règlement ordinaire.

Lundi.

9 h.   Examens oraux des ordres majeurs.

Le soir, promenade de la semaine.

8 h. 45' Prière et ouverture de la retraite.

Retraite d'ordination.

Règlement de la retraite.

Les exercices des cérémonies ont lieu à 10 h. 30 le mardi pour les tonsurés, le mercredi pour les ordres mineurs, le jeudi pour les diacres et les sous-diacres, le vendredi pour les prêtres; le samedi exercice pour tous les ordinands, à la chapelle.

Samedi

Ordination des Tonsurés et des Ordres mineurs.

Les futurs tonsurés feront faire leur tonsure pendant la dernière récréation qui précède l'ordination.

Au retour de l'ordination, déjeuner en silence. On ne fait pas la lecture. Aussitôt après le déjeuner les ordonnés reprennent les exercices de la retraite. — Le soir à 4 h. 30' ils récitent en commun les sept Psaumes de la Pénitence, les Litanies des Saints avec les prières qui suivent. Ce sont les prières imposées par Monseigneur l'Archevêque.

Dimanche.

Ordination générale.

Lundi. Vacances. — Pendant les vacances les Séminaristes assisteront aux offices de la paroisse. Ceux qui sont dans la ville de Rouen assistent aux offices de la Cathédrale.

A la rentrée, tous présenteront au R. P. Supérieur un certificat constatant l'assiduité aux offices, la fréquentation des sacrements et la conduite tenue pendant le temps des vacances. Ce certificat est délivré par M. le Curé.

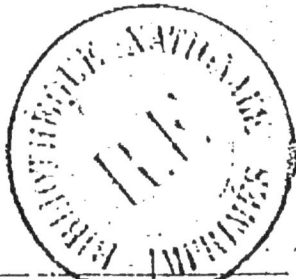

Évreux, Imprimerie de l'Eure, L. Odieuvre, 4 bis, rue du Meilet.

www.ingramcontent.com/pod-product-compliance
Lightning Source LLC
Chambersburg PA
CBHW070902210326
41521CB00010B/2027